BEI GRIN MACHT SICH IHR WISSEN BEZAHLT

AF137298

- Wir veröffentlichen Ihre Hausarbeit,
  Bachelor- und Masterarbeit

- Ihr eigenes eBook und Buch -
  weltweit in allen wichtigen Shops

- Verdienen Sie an jedem Verkauf

Jetzt bei www.GRIN.com hochladen und kostenlos publizieren

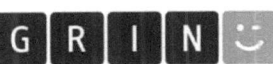

Bibliografische Information der Deutschen Nationalbibliothek:

Die Deutsche Bibliothek verzeichnet diese Publikation in der Deutschen National-
bibliografie; detaillierte bibliografische Daten sind im Internet über http://dnb.d-
nb.de/ abrufbar.

Impressum:

Copyright © 2012 GRIN Verlag
Druck und Bindung: Books on Demand GmbH, Norderstedt Germany
ISBN: 9783346027443

Dieses Buch bei GRIN:

https://www.grin.com/document/498968

Sonja Sala

Case Management und Patientenbetreuung

GRIN Verlag

GRIN - Your knowledge has value

Der GRIN Verlag publiziert seit 1998 wissenschaftliche Arbeiten von Studenten, Hochschullehrern und anderen Akademikern als eBook und gedrucktes Buch. Die Verlagswebsite www.grin.com ist die ideale Plattform zur Veröffentlichung von Hausarbeiten, Abschlussarbeiten, wissenschaftlichen Aufsätzen, Dissertationen und Fachbüchern.

Besuchen Sie uns im Internet:

http://www.grin.com/

http://www.facebook.com/grincom

http://www.twitter.com/grin_com

„Auf eigenen Beinen…"

Eine Fallbearbeitung
im
Case Management

Universität Bielefeld

Fakultät für Gesundheitswissenschaften

Weiterbildendes Fernstudium Angewandte
Gesundheitswissenschaften

Schwerpunkt Case Management

Sonja Sala

27.11.2012

Inhaltsverzeichnis

1. Einleitung

Das deutsche Gesundheitssystem gilt im internationalen Vergleich als eines der Besten, aber auch der Teuersten. Kaum ein anderes Land bietet so umfassende Leistungen und sichert so die Versorgung für die gesamte Bevölkerung. Es weist ein anspruchsvolles Qualitätsniveau auf und bietet den Patienten[1] hochwertige und differenzierte Behandlungsmöglichkeiten in den verschiedensten Fachbereichen (Ewers 2011, S.9; Bücker/Emmert 2011, S.11). Die vielfältigen Therapien und Diagnostiken entwickeln sich durch Forschung, Medizin und Technik stets weiter, mit der Folge einer deutlich längeren Lebenserwartung der Menschen. Die sich daraufhin modifizierende Altersstruktur der Gesellschaft bringt den Bedeutungszuwachs chronischer, dauerhafter und komplexerer Krankheiten mit sich und verändert das Krankheitsspektrum. Eine Zunahme chronisch kranker, pflegeintensiver und multimorbider Patienten mit steigenden Kosten für das Gesundheitssystem ist die Folge. Zu berücksichtigen gilt aber auch die Relevanz langer Krankenkarrieren mit ihren psychischen, physischen und sozialen Belastungen und Einschränkungen für den Betroffenen. Daraus wird ersichtlich, dass eine mehrdimensionale, multidisziplinäre Gesundheitsversorgung, mit auf langfristige Hilfe ausgerichteten Versorgungsnetzen, benötigt wird (Ewers 2011, S.13f). Zudem ist die Signifikanz der Patientenorientierung bedeutend gestiegen. Die Patientenrolle ändert sich fortwährend und hat sich längst auf Rollen wie der des Konsumenten, Versicherten, Nutzers, Klienten etc. ausgeweitet. Diesbezüglich erfordert es von ihm viele Entscheidungen und Steuerungsaufgaben. Eine Aufhebung der bestehenden Informationsasymmetrien ist somit unumgänglich und gilt es unter anderem durch Beratung und Empowerment zu erreichen (Schaeffer/Schmidt-Kaehler 2012, S.7). Das Gesundheitswesen in Deutschland hat jedoch Probleme, sich diesem Nutzerwandel anzupassen. Es weist relevante Funktionsdefizite und Probleme auf, die gerade in Anbetracht der gesamtgesellschaftlichen und gesundheitspolitischen Entwicklungen immer bedeutender werden. Denn ein Großteil der Kosten im Gesundheitssystem wird von chronisch Kranken verursacht. Die Ursache dafür ist zum einen natürlich der lange mehrdimensionale Krankheitsverlauf, aber auch zum anderen der trotz zahlreicher Gesundheitsreformen bestehenden Funktionsdefizite (Schaeffer 2009, S.7). Um auch in Zukunft eine qualitativ hochwertige und zugleich auch wirtschaftliche medizinische

---

[1] Aus Gründen der Vereinfachung und besseren Lesbarkeit wird die männliche Form verwendet. Darin ist das weibliche Geschlecht mit einbezogen.

Versorgung anbieten zu können muss versucht werden, das Gleichgewicht zwischen Versorgungsbedarf und Versorgungsangebot wieder herzustellen (Ewers2011, S.15ff). Bei den Funktionsdefiziten sind Brüche der Versorgungskontinuität von besonderer Bedeutung. Diese häufen sich im deutschen Gesundheitssystem, denn es arbeiten unüberschaubar viele Gesundheitsorganisationen und Dienstleister unkoordiniert, intransparent und unzureichend miteinander vernetzt, zudem extrem fragmentiert in Fachbereichen nebeneinander. Dieses führt zur Diskontinuität, kurzfristigem und episodenhaften Versorgungshandeln mit mangelnder personeller Kontinuität. Die Diskontinuität steht dem Bedarf und den Bedürfnissen der neuen Patientengruppe konträr entgegen und kann erhebliche Resultate auf den einzelnen Versorgungsprozess eines Patienten haben (Ewers 2011, S.15f). Es birgt unter anderem die Gefahr des Drehtüreffekts, der stationären Wiederaufnahme eines Patienten mit derselben Diagnose. Die ebenfalls im „Versorgungsdschungel" herrschende Desintegration, das mangelnde Ineinandergreifen von Versorgungsangeboten und -prozessen über die Grenzen der Organisation hinweg, führt zu Informationsverlusten und provoziert in dem Zusammenhang mit Über-, Fehl-, und Unterversorgung des Patienten zusätzliche Gesundheitsrisiken. Besonders die Schnittstelle zwischen dem ambulanten und stationären Sektor *„ist ein Konstruktionselement des deutschen Gesundheitswesens, das zu vermeidbaren Effektivitäts- und Effizienzverlusten führt"* (SVR 1994) und stark ausgeprägt ist (Ewers 2011 S.15f). Letztlich stellen die Medikalisierung und Ökonomisierung weitere Probleme dar. Die Medikalisierung, eine Inanspruchnahme medizinischer Versorgung auch in Bereichen, welche noch vor einigen Jahren außerhalb der Medizin standen, ist ein Zeichen für die steigende, einseitige Überbewertung medizinischer Kriterien. Die damit verbundene Unterbewertung alternativer Behandlungsmethoden und auch Berufsgruppen führt zu Risiken in der Krankenversorgung und zur Vernachlässigung der Ganzheitlichkeit. Dieses wird noch verstärkt durch die Ökonomisierung, denn häufig entscheidet nicht der tatsächliche Behandlungsbedarf des Patienten über die medizinischen Leistungen, sondern Patienten müssen sich der angebotsinduzierten Gesundheitsversorgung anpassen. Dieses macht deutlich welchen wachsenden Einfluss die Marktwirtschaft in der Gesundheitsversorgung einnimmt (Ewers 2011, S.16, S.74). Der Begriff des Case Managements (im Folgenden CM abgekürzt) wird in Deutschland als zentraler Lösungsansatz für die zahlreichen Versorgungs- und Steuerungsprobleme des deutschen Sozial- und Gesundheitssystems diskutiert (Sambale 2005, S.92; Ewers/Schaeffer 2005, S. 8). Im anglo-amerikanischen Bereich hat es sich als Steuerungsinstrument für die Versorgung von

Patienten mit einem hohen Unterstützungsbedarf, im Gesundheitssystem, bereits etabliert. Dabei steuert CM als eine fallbezogene, sektoren- und organisations- sowie professionsübergreifende Methode die Versorgung dieser Patienten. Es folgt damit der Zielvorstellung der WHO von 1978 nach einem " continuum of care", einer integrierten und kontinuierlichen Gesundheitsversorgung. In dieser Arbeit wird der Frage nachgegangen, ob die Methode des CM wirklich einen Lösungsansatz für die Probleme des deutschen Gesundheitssystems birgt, oder aber eine Implementierung nur vermeintliche Lösungen, dafür aber zusätzliche Kosten mit sich bringt. An einem Fallbeispiel soll in dieser Arbeit die Arbeitsweise des CM dargestellt und die Auswirkungen auf eine individuelle Versorgung untersucht werden. Nachdem hierfür im zweiten Kapitel das Fallbeispiel ausführlich vorgestellt und im dritten Kapitel der Krankheitsverlauf dargestellt wird, folgt im vierten Kapitel die individuelle Analyse der Versorgungs- und Schnittstellenprobleme und die daraus resultierenden Managementherausforderungen werden herausgearbeitet. Das fünfte Kapitel dient der genaueren Darstellung der Methode des „Case Management" als Lösungsstrategie. Im sechsten Kapitel wird das Netzwerk betrachtet und auf dieser Basis erfolgt im siebten Kapitel die Erstellung eines fiktiven Versorgungsplanes für das Fallbeispiel. Aufgrund des begrenzten Umfangs dieser Arbeit werden rechtliche und Finanzierungsaspekte dabei bewusst nicht berücksichtigt. Die zusammenfassende Schlussbetrachtung fasst die Ergebnisse abschließend in Hinblick auf die Fragestellung des tatsächlichen Nutzens von CM bei chronisch Kranken zusammen.

2. Fallbeschreibung

Das Ehepaar M. ist von einem Hamburger Stadtteil in eine kleine Stadt in Ostwestfalenlippe gezogen. Sie wohnen nun in einer geräumigen 3 Zimmerwohnung im 1. Stock eines Zwei-Familien-Hauses. Das Haus gehört der 40 Jahre alten Tochter des Ehepaares M.. Diese wohnt im Erdgeschoss mit ihrer Familie, welche aus dem Ehemann (45 Jahre) und den zwei Enkeln (fünf und sieben Jahre) besteht. Das Ehepaar M. hat noch zwei Söhne, diese wohnen aber weiter entfernt in verschiedenen Städten im Ruhrgebiet. Zu allen drei Kindern hat das Ehepaar einen guten und regelmäßigen Kontakt, meist über das Telefon. Da sie Ihren Enkeln näher sein wollen, aber auch weil sie sich große Sorgen über ihre Versorgung im höheren Alter machen, sind sie nun zu der Tochter gezogen. Auf seine Enkel ist Herr M. sehr stolz, wenn er mit ihnen zusammen ist, fühlt er sich wohl und verliert beim gemeinsamen Spielen jedes Zeitgefühl. Die Haushalts-führung bewältigt das Ehepaar gemeinsam. Das Kochen und die Einkäufe überlässt Herr

M. jedoch seiner Frau alleine. Allerdings ist ihr das Einkaufen in der letzten Zeit auch immer schwerer gefallen. Nun fährt sie gemeinsam mit der Tochter zum wöchentlichen Einkauf, was sie sehr entlastet. Herr und Frau M. sind seit einigen Jahren Rentner und verfügen über eine bescheidene Rente, die „geradeso" ausreicht. Frau M. ist 72 Jahre alt und ehemalige Verkäuferin. Sie ist bis vor 10 Jahren gesund gewesen. Dann hat sie plötzlich einen Herzinfarkt erlitten, welcher die Pumpleistung des Herzens um ein Drittel einschränkt. Seit der Zeit wird sie mit Marcumar behandelt und geht alle 4 Wochen zur Blutkontrolle. Sie hat noch leichte Beschwerden mit dem Rücken und den Hüften, welche sie aber im Alltag nicht stark einschränken. Herr M. ist 75 Jahre alt und ehemaliger Malermeister. Er hat seit etlichen Jahren einen diagnostizierten Diabetes mellitus Typ II, eine chronische venöse Insuffizienz und eine Adipositas per magna. Er spielt leidenschaftlich gern Schach und war früher sportlich aktiv in einem lokalen Senioren Fußballverein. Seitdem er jedoch nach einem „bösen Foulspiel" im August 2006 „Probleme" mit seinem rechten Bein bekam, hat er den aktiven Sport aufgeben. Passiv verfolgt er jedoch begeistert die Bundesliga im Fernsehen. Er ist ein großer Fan des FC St Pauli, genau wie sein Schwiegersohn, und es vergeht kein Samstag ohne die Sportschau. Seit dem er den aktiven Sport aufgegeben hat, hat er deutlich an Gewicht zugenommen. Der zuvor gut mit Tabletten eingestellte Diabetes mellitus, ist seit 2010 nur noch mit Insulingaben zu steuern. Die „Probleme" des rechten Beines stellen sich als Ulcus cruris heraus. Er beschreibt es als Beingeschwür, das nicht heilen möchte und berichtet, dass er damit schon sehr häufig bei seinem Hamburger Hausarzt war. Dieser verschreibe ihm Verbandsmaterial oder aber würde ihn ins Krankenhaus einweisen. Dort wird er dann 5 Tage behandelt und unabhängig davon, wie weit das Bein verheilt ist, entlassen. Im Krankenhaus kommt es immer zu einer Verbesserung, vor allem aber wird das Wundwasser weniger und er muss nicht mehr so viel After Shave nehmen, um den Geruch zu überdecken. Manchmal ist ihm das sehr unangenehm und er schämt sich deswegen. Kurze Hosen kann er schon lange nicht mehr tragen. Soziale Kontakte meidet er auch seit dem immer mehr, sehr zum Leidtragen seiner kontaktfreudigen Frau. Seine Frau engagierte sich in Hamburg noch in der Kolpinggemeinde, derzeit hat sie aber noch keinerlei Kontakte geknüpft. Die Tochter sei da nicht so aktiv. Der Hamburger Hausarzt hat nach dem letzten Krankenhausaufenthalt im Juli 2010 veranlasst, dass ein Pflegedienst zwei Mal täglich kommt, zum Verbandswechsel und zur Insulingabe. Die zusätzlichen vom Arzt verordneten Kompressionsstrümpfe findet er unbequem und trägt sie aufgrund dessen nicht. Eine Diät würde er auch nicht einhalten wollen. Wenigstens das Essen will er noch genießen. Der Tochter ist der Diabetes des Vaters bekannt, wegen des Beingeschwürs schämt er sich jedoch und hat auch seiner Frau verboten es den Kindern zu erzählen. Zum Zeitpunkt des Umzugs ist das Ulcus cruris fast abgeheilt. Die Tochter der Eheleute M. organisiert kurz nach dem Umzug einen Termin bei ihrem eigenen Hausarzt, denn dieser soll auch der neue Hausarzt der Eltern werden. Ebenso klärt die Tochter im Vorfeld die benötigte Behandlungspflege der Insulingaben mit ihm und organisiert einen Pflegedienst. Während des persönlichen Erstkontakts mit dem Hausarzt erkundigt sich dieser beim Ehepaar M. nach ihrem aktuellen Befinden und nach benötigten Medikamenten. Er stellt ihnen Rezepte aus, vereinbart ebenso einen Termin zur Blutabnahme und verabschiedet das Ehepaar und die Tochter nach knappen 10 Minuten. **Ende Februar 2011:** Mit den noch vorhandenen Verbandsmaterialresten versorgen die Eheleute M. gemeinsam das Ulcus cruris. Nachdem der Vorrat zu Ende geht erkundigt sich Frau M. in der Apotheke nach dem benötigten Material und stellt fest, dass sie es sich nicht leisten können, da der Umzug alle Geldreserven aufgebraucht hat. Somit behelfen sie sich mit Haushaltspapier, Watte und mehrfach gewaschenen Verbandsbinden. Den neuen Hausarzt suchen sie wie vereinbart zur Blutentnahme auf. Herr M. ist jedoch sehr erleichtert, als der neue Hausarzt sie nicht auf weiteres anspricht. Auch wird er nicht aktiv, da er befürchtet, dass seine Tochter vom Beingeschwür erfährt. **Mitte März 2011:** Das Bein von Herr M. sieht immer schlechter aus. Die offene Stelle wird wieder größer, der Unterschenkel schwillt stark an und um die offene Stelle ist es gerötet. Das Beingeschwür gibt viel Wundwasser ab und ist schmierig gelblich verfärbt sowie übel riechend. Herr M. kann nur noch seine Sandalen anziehen. Auch hat Herr M. starke Schmerzen beim Laufen. Er bittet seine Frau häufiger um Schmerzmittel. Nachts kann er wegen der Schmerzen nicht mehr durchschlafen. Die Tochter bemerkt das veränderte Gangbild und die bedrückte Stimmung des Vaters und sie spricht ihn darauf an, aber er redete sich heraus. **Ende März 2011:** Herr M. schafft es nicht mehr, die Treppen zu steigen und auch die Fortbewegung innerhalb der eigenen Wohnung ist nur unter starken Schmerzen möglich. Sein Bein ist stark geschwollen, sehr heiß und der ganze Unterschenkel stark gerötet. Frau M. macht sich große Sorgen und würde gerne dem Hausarzt davon erzählen, traut sich aber nicht ihren Mann „zu hintergehen". Gemeinsam erfinden sie Ausreden, warum Herr M. nicht die Wohnung verlässt. Die Krankenschwester vom Pflegedienst beobachtet die zunehmende Immobilität und die bedrückte Stimmung und spricht ebenfalls Herrn und Frau M. an, ob etwas nicht stimmen würde, was diese vehement verneinen. Nach zwei Tagen an denen ihr Mann nur noch im Bett bleibt und auch noch hohes Fieber entwickelt, hält sie es nicht mehr aus und vertraut sich ihrer Tochter an. Diese ist bestürzt über dieses "Geheimnis" und schockiert, nachdem sie das Bein und die sehr ungepflegten Füße ihres Vaters sieht. Mit Hilfe eines Nachbarn trägt ihr Ehemann den Vater zum Auto und sie fahren ins nächste Krankenhaus, in welchem Herr M. sogleich stationär aufgenommen wird. Während des Aufnahmegesprächs wird Herr M. ärztlicherseits untersucht und es erfolgte eine Blutabnahme. Zu dem Zeitpunkt ist er schon verwirrt, unruhig und desorientiert. Seine Frau und seine Tochter, welche ihn begleiten, machen sich umso mehr Sorgen. Der Arzt nimmt an, dass Herr M. ja sowieso dement sei, dieses ist ja nicht unüblich in seinem Alter. Frau M. bestreitet dieses heftig. Erst als dieses auch noch die Tochter bestätigt, wird er aufmerksam und veranlasst eine sofortige Verlegung auf die Intensivstation. Dort erfolgt eine weitere Blutentnahme und es wird mit einer Infusionstherapie mit verschiedenen Antibiotika begonnen. Vom offenen Bein wird ein Abstrich genommen, die infizierten Beläge abgetragen und danach ein spezieller Wundverband angelegt. Frau M. wird vom Stationsarzt erklärt, dass ihr Mann eine Blutvergiftung hat. Am nächsten Tag übernimmt der Wundmanager der Klinik die Regie der Wundbehandlung seines offenen Beines. Nach einer Woche auf der Intensivstation wird Herr M. auf eine periphere Station verlegt. Er ist wieder voll orientiert. Die Infusionstherapie bekommt er weiterhin, auch der Wundmanager ist regelmäßig da und kontrolliert die laufende Therapie. Herr M. spricht gut auf die Therapie an, die Schmerzen in seinem Bein sind schon "viel besser" geworden. Laufen kann er jedoch noch nicht. Mit Hilfe einer Physiotherapeutin übt er dieses mit einem Rollator. So schafft er nach einer weiteren Woche den Weg zur Toilette. Nach dem Abklingen der akuten Entzündung werden Herr M. Kompressionsverbände angelegt. Der Wundmanager erklärt ihm die Notwendigkeit und Wichtigkeit der Therapie. Er spricht die Empfehlung für maßgeschneiderte Kompressionsstrümpfe aus, diese soll er sich nach der Entlassung vom Hausarzt verschreiben lassen. Seine Frau zweifelt, ob Herr M. jemals wieder Treppen steigen kann. Dieses wäre sehr wichtig, damit er sich in seiner häuslichen Umgebung frei bewegen und sie auch gemeinsam am sozialen Leben teilnehmen können. Die Tochter holt während dessen Erkundigungen über einen Treppenlift ein, dieser erweist sich aber als zu kostenintensiv für die Familie. **Ende April 2011:** Herr M. wird mit einem Entlassungsbrief an den Hausarzt nach Hause entlassen. Die Tochter nimmt den Kontakt zum Hausarzt auf, damit dieser die Verordnungen für die erweiterte Behandlungspflege (Insulinspritzen, Verbandswechsel, Kompressionsstrümpfe) und die benötigten Materialien ausstellt. Ebenso informiert die Tochter den Pflegedienst.

3. Der Krankheitsverlauf

Die folgende Arbeit konzentriert sich ausschließlich auf Herrn M..

Herr M. hat eine lange Krankenkarriere. Seine verschiedenen chronischen Erkrankungen beeinflussen sich gegenseitig und bedeuten für ihn psychische, physische sowie soziale Belastungen und Einschränkungen. Sein Krankheitsverlauf entspricht der Fahrt mit einer Achterbahn und kann mit Orientierung an dem Trajektmodell nach Corbin und Strauss in einer Verlaufskurve retrospektiv dargestellt werden. Das Trajektmodell geht davon aus, dass chronische Krankheiten einen Prozesscharakter haben und die Bewältigung innerhalb einer Bedingungsmatrix stattfindet. Die Bedingungsmatrix ergibt sich aus der Gesamtheit des Zusammenspiels von Biographie, medizinischen Aspekten und dem Alltag. In diesem Rahmen wird er Krankheitsverlauf aktiv vom Patient selbst und allen beteiligten Akteuren gestaltet (Hildenbrand 2011, S 19f; Corbin/Strauss 2004, S.10).

Dies ist der Grund, warum Verlaufskurven individuell verlaufen und sich somit stets in Form und Dauer unterscheiden. Nach Corbin und Strauss kann trotzdem jede Verlaufskurve analytisch in sechs typische Phasen eingeteilt werden. Dazu gehören die akuten Phasen, die Normalisierungsphasen, die stabilen und instabilen Phasen, die Phasen der Verschlechterung und Sterbephasen (Corbin/Strauss 2004, S.13). Für professionelle Akteure ist die Beachtung von Krankheitsverlaufskurven von großer Bedeutung, da diese in jeder Phase neu identifizieren müssen, welchen medizinischen, biographischen, und alltagsbezogenen Unterstützungs-, Versorgungs- und Hilfebedarf und -bedürfnisse der chronisch Kranke auf Grund seines beeinträchtigten Gesundheitszustands hat (Corbin/Strauss 2004, S.13, S. 362). Auch Herrn M. durchläuft einige dieser Phasen.

Sein Krankheitsverlauf erstreckt sich über einen langen Zeitraum, wobei unklar bleibt seit wann genau erste Symptome des Diabetes mellitus und die chronisch venöse Insuffizienz auftraten und sich manifestierten. Die Zeitspanne vor Beginn der Erkrankungen, als noch keine Anzeichen oder Symptome vorhanden waren, gilt als die prädiagnostische Phase. Diese Zeitspanne ist von besonderer Bedeutung bei chronischen Erkrankungen. An dieser Stelle setzt Gesundheitsprävention mit dem Ziel der Ausschaltung von Risikofaktoren und somit der Krankheitsvermeidung an (Corbin/Strauss 2004, S.40f; Bertelsmann 2011, S.66). Mit den ersten Anzeichen und klinischen Symptomen, welche zur Diagnosestellung Diabetes mellitus führten begann seine Verlaufskurve. Diese startete mit einer längeren stabilen Phase, denn der Diabetes mellitus konnte gut und problemlos medikamentös eingestellt werden. Auch als die chronisch venöse Insuffizienz auf Grund von Beinödemen festgestellt wurde, blieb er in der stabilen Krankheitsphase. Beginnend mit dem

„Foulspiel" im August 2006 wechselten sich instabile, akute und normalisierende Phasen ab. In den instabilen Krankheitsphasen hatte er das Ulcus cruris nicht unter Kontrolle, ein Krankenhausaufenthalt war jedoch noch nicht erforderlich. Während der akuten Phasen machten der Zustand des offenen Beines und dessen Komplikationen eine therapeutische Intervention im Krankenhaus notwendig. Die Wundbehandlung im Krankenhaus verschaffte ihm eine kurze normalisierende Phase, in welcher er mit Hilfe seiner Frau den Ulcus cruris nach ihren eigenen Vorstellungen mit dem verordneten Verbandsmaterial versorgte und, mutmaßlich, aufgrund dessen wieder über eine instabile Phase in einer akuten Phase im Krankenhaus landete. Wie oft sich dieser Kreislauf wiederholte ist unklar, aber Herr M. pendelte nach seinen Äußerungen öfters zwischen Krankenhaus und zu Hause, je nach Zustand des Ulcus cruris. Während eines Krankenhausaufenthalts im Juli 2010 wurde festgestellt, dass sein Blutzucker im Tagesprofil regelmäßig über 250 mg/dl lag. Daraufhin wurde Herr M. im Krankenhaus auf Insulin eingestellt. Um den Drehtür-effekt zu beenden - so wird rückblickend vermutet - organisierte der Hamburger Hausarzt nach dem letzten Krankenhausaufenthalt im Juli 2010 einen Pflegedienst, welcher den Verbandswechsel und auch die Insulingabe übernahm. Erst durch diese Maßnahme verblieb er nach dem Durchlaufen der normalisierenden Phase länger in einer stabilen Phase, in welcher er zur Tochter zog. Als Ende Februar 2011 die Verbandsmaterialien zu Neige gingen und vermehrt Komplikationen auftraten rutschte er Ende März über eine instabile wieder in eine akute Krankheitsphase und musste von der Tochter ins Krankenhaus gebracht werden. Die Sepsis, welche sich aufgrund der verschleppten Komplikationen entwickeln konnte, brachte Herrn M. in eine lebensbedrohliche Krise, in welcher er auf der Intensivstation behandelt werden musste. Die gut anschlagenden Therapien wandelten die Situation in eine akute, aber nicht mehr bedrohliche und er konnte auf einer peripheren Station behandelt werden, bis sich sein Zustand stabilisiert hatte.

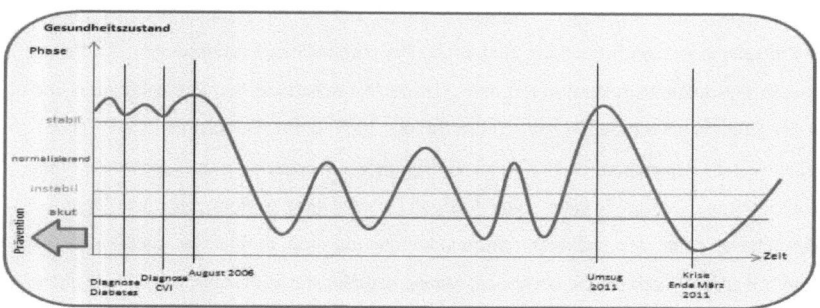

Abb. 1 Krankheitsverlaufskurve (eigene Darstellung)

4. Analyse der Defizite auf Systemebene

Wie in der Einleitung schon erwähnt und aufgezeigt weist das deutsche Gesundheitssystem relevante Funktionsdefizite auf, welche gerade bei der Versorgung von chronisch Kranken Patienten von erheblicher Relevanz sein können. Diese werden auch im diesem Fallbeispiel deutlich und werden nun auf der Systemebene analysiert.

4.1 Koordinations-, Schnittstellen-, Informations- und Vernetzungsdefizite

Im Krankheitsverlauf von Herrn M. gibt es viele Schnittstellenproblematiken. Unter anderem entstehen die Probleme der Desintegration und Diskontinuität als Konsequenz der strukturellen Konstruktionen der unterschiedlichen Versorgungsbereiche. Durch seine häufigen Krankenhausaufenthalte überschreitet er mehrfach die Schnittstelle zwischen dem ambulanten und stationären Sektor. Dieses führt unter anderem zu formellen (von und zwischen Organisation/Professionen) und informellen Informationsdefiziten (von Patienten und Angehörigen) und ist ein Anzeichen der Desintegration. In seinem Fallbeispiel finden sich mehrere Hinweise auf Desintegration. Darunter fällt die unzureichende Zusammen-arbeit der Hausärzte mit den Krankenhäusern (formell-formell) und umgekehrt. Die fehlende Informationsweitergabe der behandelnden Ärzte über den Behandlungsplan der Wundversorgung und die mangelnde Aufklärung über seine Krankheitsbilder, ihren Zusammenhang und Wechselspiel an Herrn M. und seiner Frau (formell-informell) gehören dazu. Dieses Informationsdefizit führt dazu, dass Herr M. keinerlei Präventionsmaßnahmen, wie das Tragen der Kompressionstrümpfe etc. ergreift. Im späteren Verlauf lassen sich noch die fehlende Kontaktaufnahme des Krankenhauses zum Pflegedienst (formell-formell) und umgekehrt als Informationsbrüche festhalten. In diesem Kontext wird der Organisations- und Professionsseparatismus, die mangelnde Bereitschaft zur Zusammenarbeit und Abstimmung zum gemeinsamen medizinischen Versorgen über die eigenen Organisations- und/oder Professionsgrenzen hinweg, ebenfalls deutlich. Eine bessere Verknüpfung aller Akteure, eine ganzheitliche Sichtweise und die Förderung der Partizipation von Herrn M. hätten seinen Krankheitsverlauf positiv beeinflusst, es wäre wahrscheinlich nicht zur Fehlversorgung des Ulcus cruris durch das Ehepaar selber gekommen und der daraufhin folgende Drehtüreffekt hätte verhindert werden können (Ewers 2011, S.16). Ebenso hätte professionelle Kontinuität in der medizinischen Versorgungsgestaltung dem entgegentreten können. Herr M. pendelt beim Durchlaufen der unterschiedlichen Krankheitsphasen zwischen August 2006 und Juli 2010 immer wieder zwischen dem Hamburger Krankenhaus und zu Hause. Innerhalb der

Krankenhausversorgung kann von keiner personellen Kontinuität ausgegangen werden. Der Hamburger Hausarzt scheint zwar formell stets ein Ansprechpartner gewesen zu sein, allerdings scheint er bis zum letzten Krankenhausaufenthalt qualitativ die Rolle nur mäßig auszuüben. Erst im Juli 2010 scheint er anzufangen, effektiv und effizient die Regie der Wundversorgung und des Diabetes zu übernehmen, indem er für Herrn M. einen Pflegedienst besorgt. Der neue Hausarzt scheint auch eher eine Statistenrolle einzunehmen, eine ganzheitliche Krankenanamnese findet nicht statt. Ebenso zeigt er keinerlei Bemühungen, sich vom dem Hamburger Hausarzt Krankenakten zukommen zu lassen oder sich eine Patientenübergabe einzufordern. Durch diese mangelnde Zusammenarbeit der Hausärzte aber auch der Pflegedienste kommt es zu gravierenden Informationsverlusten (formell-formell) über Herrn M.. Wie der neue Hausarzt mit dem Krankenhaus zusammenarbeitet bleibt im Fallbeispiel offen. Im neuen Krankenhaus übernimmt der Wundmanager zeitnah die Versorgung, innerhalb des Krankenhauses scheint es damit, bezogen auf die Wundbehandlung, eine personelle und fachliche Kontinuität zu geben, sowie eine gute Vernetzung innerhalb des Krankenhauses. Ansonsten besteht aber auch in diesem Krankenhaus anscheinend „nur" ein Interesse am eigenen professionellen Handeln, denn Herr M. wird lediglich mit einem Entlassungsbrief nach Hause entlassen. Darüber hinaus zeigt das Krankenhaus keine Kommunikationsansätze mit dem Hausarzt oder Pflegedienst. Auch mit Herrn M. wird kein weiteres Vorgehen besprochen oder geplant. Die Organisation der poststationären Versorgung wird somit dem Zufall (hier der Tochter) überlassen. Dieses führt dazu, dass Herrn M. unter anderem einige Hilfsmittel fehlen (z.B. Rollator, Badewannenstuhl, Toilettenstuhl) die er benötigt, um seine Selbstpflege wieder eigenständig übernehmen zu können und er weiterhin, bis auf seine Familie, sozial isoliert in der gemeinsamen Wohnung lebt. Kontinuierliche Hilfestellungen erfährt Herr M. jedoch im gesamten Krankheitsverlauf von seiner Ehefrau und später auch der Tochter. Das episodenhafte Handeln und die alleinige Fokussierung auf den eigenen Versorgungsabschnitt der Akteure wirkt sich hier deutlich auf die Ergebnisorientierung (Wundheilung), die Patientenorientierung (Lebensqualität) und auf die verbrauchten Ressourcen (die medizinische Versorgung von Herr M. war sehr kostenintensiv) aus. Ein weiteres gravierendes Problem der deutschen Gesundheitsversorgung stellt die Medikalisierung dar. Im Zeitraum von August 2006 bis Juli 2010 verschreibt der Hamburger Hausarzt entweder Verbandsmaterial oder stellt eine Einweisung in das Krankenhaus aus. Sein Blickwinkel ist eingeschränkt auf diese medizinischen Interventionen. Bezogen auf die Wundbehandlung sind diese Handlungen von sehr kurzfristigem Nutzen für Herrn M.. Erst im Juli 2010 macht er Ansätze den Krankheitsverlauf von Herrn M. ganzheitlicher anzugehen. So scheint er ihm Kompressionsstrümpfe verschrieben und mit Herrn M. über eine diabetische Diät gesprochen zu haben. Den Äußerungen von Herrn M. zufolge hat er dies leider nicht verständlich erklärt, denn Herr M. hat den Sinnzusammenhang dieser Maßnahmen nicht verstanden und zeigte, wahrscheinlich auf Grund dessen, keine Compliance. Auch das Hamburger Krankenhaus konzentriert sich nur auf die medizinische Problemlösung der Wundversorgung. Der neue Hausarzt definiert seine Tätigkeit anscheinend über die Verordnung der benötigten Medikamente und Kontrollen dessen Wirkspiegel, so veranlasst er nur Blutentnahmen. Für alles Weitere zeigt er keinerlei Interesse. Im neuen Krankenhaus werden leichte Anzeichen, die über die akut Versorgung und Wundbehandlung hinausgehen gezeigt, so wird auch eine Physiotherapeutin mit zur Behandlung hinzugezogen und der Wundmanager veranlasst die beginnende Kompressionstherapie dessen Bedeutung er Herrn M. näher zu bringen versucht. Das Zusammenspiel zwischen ausreichender Bewegung und damit auch Aktivierung der Muskelpumpe, gute Hautpflege und Ulcus cruris sowie Ernährung, Diabetes und damit verbundenen Wundheilungsstörungen wird jedoch nicht erörtert. Auch die Ökonomisierung zeigt sich deutlich problematisch in diesem Fallbeispiel. Herr M. berichtete, stets dieselbe Anzahl von Tagen im Hamburger Krankenhaus behandelt worden zu sein. Daraus wird ersichtlich, dass das Krankenhaus auf das Einhalten der Diagnosis Related Groups (DRG), diese setzen eine pauschale vergütete Krankenhausverweildauer je nach Diagnose fest, achtet. Nach Erreichen der Verweildauerobergrenze wird Herr M. zeitnah aus dem Krankenhaus entlassen, ohne den weiteren Bedarf einer poststationären Weiterbehandlung im Blick zu haben, um damit die Erlösoptimierung zu erreichen. Diese vermeintlich ökonomische Handhabung fördert im Fall von Herrn M. den Drehtüreffekt und erweist sich damit alles andere als wirtschaftlich. Die meist unkoordinierte medizinische Behandlung von Herrn M. hätte jedoch durch gute Koordination und Kooperation der verschiedenen Akteure untereinander ökonomischer und wirtschaftlicher verlaufen können.

4.2 Beratungsdefizite, Patientenautonomie und Selbstbestimmung

Ergänzend zu den oben angeführten Defiziten und ihren Auswirkungen ist explizit noch einmal die mangelnde Patientenberatung und -aufklärung aufzuführen. Chronisch Kranke sind darauf angewiesen, sich über viele Jahre hinweg selbst zu managen. Damit sie diese

Eigenverantwortung effektiv und effizient mit dem Ergebnis der höchst möglichen Lebensqualität bewältigen können, benötigen sie Beratung in verschiedenen Bereichen des praktischen Krankheitsalltags. Sie benötigen zum einen Orientierungshilfen in den undurchsichtigen Versorgungstrukturen und Aufklärungen über ihre Rechte und Wahlmöglichkeiten während des Behandlungsgeschehens, zum anderen diagnosebezogene Informationen zur Erlangung von Kompetenzen um einen fachlichen Umgang mit der eigenen Erkrankung zu erlangen (Schaeffer/Schmidt-Kaehler 2012, S. 11f). Die Förderung der Eigenverantwortung und der Mitwirkungsbereitschaft sowie die Stärkung der Patientenkompetenzen ist in der Gesundheitspolitik ein recht neues und wichtiges Ziel (SVR 2003,2008). Im Fallbeispiel von Herrn M. existiert eindeutig ein Beratungs- und Aufklärungsdefizit. Die behandelnden Krankenhausärzte zeigen kein Beratungsinteresse, der Hamburger Hausarzt thematisiert zwar im Juli 2010 einige krankheitsbezogene relevante Themen, aber verfügt dabei über keinerlei Beratungs- und Aufklärungsqualitäten, so dass Herr M. die Zusammenhänge und Notwendigkeiten der Therapien nicht versteht und infolge dessen nicht umsetzt. Spekulativ kann hier vermutet werden, dass dem Arzt es nicht gelungen ist, die Informationsasymmetrie aufzuheben, da das Gespräch nicht auf gleicher Augenhöhe stattfand. Einzig der Wundmanager macht hier geeignete Ansätze zur Aufklärung der Zusammenhänge, indem er Herrn M. die Wichtigkeit der Kompressionstherapie erklärt. Je nachdem welche Ressourcen - individuell und sozial- der einzelne Patient mitbringt, ist es wichtig ihn zu befähigen, selbstbestimmt seinen Krankheitsverlauf bestmöglich zu gestalten und seine chronische Krankheit zu bewältigen. Dabei kann eine an seinen individuellen Ressourcen orientierte Beratung und Aufklärung sehr bedeutend für einen positiven Krankheitsverlauf sein.

4.3 Managementherausforderungen

Durch die in der Einleitung erwähnten und in den zwei vorrangehenden Kapiteln speziell auf das Fallbeispiel analysierten Probleme und Funktionsdefizite im Gesundheitssystem werden unter anderem die Herausforderung an alle beteiligten Akteure einer integrierten und sektorübergreifenden Versorgungsgestaltung sowie die Steuerung, Unterstützung und Beratung chronisch Kranker deutlich.

Seit 2007 sichert §11 des SGB V den Anspruch für Versicherte auf ein Versorgungsmanagement bei dem Übergang in die verschiedensten Versorgungsbereiche. Diese Gesetzesänderung verpflichtet somit u.a. Krankenhäuser zu einer Sektor übergreifenden Schnittstellenoptimierung und stellt sich als Herausforderung für das institutionelle Management dar. Wie im Fallbeispiel ersichtlich, gelingt die Umsetzung aber noch nicht in allen Krankenhäusern. Würde dies gelingen wäre es ein erster Schritt zur besseren Vernetzung und somit zur koordinierten Netzwerkarbeit. Versorgungsbrüche und Kommunikationsprobleme könnten damit behoben, Integration, Kooperation und Informationssicherung geschaffen werden. Evidenzbasierte Standards und Überleitungskonzepte könnten zur optimierten Versorgung von Patienten beitragen (Weidner 2004, S.9). Im Fallbeispiel hätte die koordinierte Zusammenarbeit aller Akteure Informationsverluste verhindert und es wäre zu einem anderen (wahrscheinlich besseren) Krankheitsverlauf gekommen. Weitere wichtige Herausforderungen finden sich unter den Aspekten der Patientenorientierung, Autonomie, Selbstbestimmung und Beratung. Wie in der Einleitung skizziert gehört die herkömmliche Patientenrolle längst der Vergangenheit an. Patienten der heutigen Zeit befinden sich „ (…) in einem Spannungsfeld zwischen traditionellem Paternalismus auf der einen und zunehmender Individualisierung und Ökonomisierung gesundheitlicher Risiken sowie dadurch steigender Autonomieanforderungen auf der anderen Seite" (Ewers/Schaeffer 2012, S.88). Demzufolge fühlen sie sich entweder entmündigt den Interventionen medizinischer Organisationen/ Professionen hilflos gegenüber, da ihnen die Kenntnisse fehlen und sie somit über keinerlei Handlungsalternativen verfügen. Zum anderen sorgt die bestehenden Informationsasymmetrie zwischen Leistungserbringer und Patienten, sowie die steigende Vermarktung von Gesundheitsleistungen und das undurchsichtige Gesundheitssystem, für Gefühle der Orientierungslosigkeit, des Alleingelassen Seins und der Überforderung. Um dieses Spannungsfeld zu lösen bedarf es einer konstanten, neutralen und fallverstehenden Methode, welche für jeden Patienten individuell in Abhängigkeit seiner mitgebrachten Ressourcen und Bedürfnissen Orientierung, Beratung und Aufklärung bietet (Ewers/Schaeffer 2012, S.88f). Herrn Meiers Krankheitsverlauf hätte durch solch eine Begleitung sicherlich positiv beeinflusst werden können Eine bessere Ausnutzung und ein wirtschaftlicher Umgang mit vorhandenen Ressourcen im Gesundheitssystem können als ökonomische Herausforderungen festgehalten werden. Beides könnte gelingen mit einer Methode, welche auf dem Fundament des ganzheitlichen Fallverständnis, jeden chronisch Kranken durch das Gesundheitssystem leitet, die ihm spezifischen und relevante Dienstleistungen aufweist oder erschließt und die Zusammenarbeit der Dienstleister adäquat koordiniert. Somit würde eine langfristige Versorgungsstrategie, welche auf Verlässlichkeit und Kontinuität aufgebaut und stets an den veränderten Bedarfs- und Problemlagen des Patienten orientiert werden müsste über die Grenzen der verschiedenen

Versorgungsbereiche hinaus benötigt (V.Reinitz 2009, V; Ewers 2011, S.17f). Im Fallbeispiel von Herrn M. hätte eine solche Begleitung den Drehtüreffekt, die lebensbedrohliche Krise und auch erhebliche Kosten abfangen können.

5. Case Management als Lösungsansatz

Im folgenden Kapitel wird die Methode des Case Management dargestellt und in Bezug nehmend zum Fallbeispiel seine Bedeutung für eine patientenorientierte und bedarfsgerechte Versorgungsgestaltung verdeutlicht.

5.1 Definition und Qualitätsmerkmale von Case Management

Es gibt bislang keine einheitliche und allgemein verbindliche Definition von CM. Zahlreiche Erklärungsmodelle von unterschiedlichen Organisationen, Berufsverbänden oder Versorgungseinrichtungen prägen diesen Begriff. Jedem Handlungsfeld entsprechend werden hierbei Schwerpunkte im dementsprechenden Konzept gesetzt (Ewers 2011, S.25). Diese Fallbearbeitung basiert auf einer Definition von Ewers/Schäffer, in welcher viele Gemeinsamkeiten der unterschiedlichen Definitionen zu finden sind. Sie lautet folgendermaßen: *„Case Management ist eine auf den Einzelfall ausgerichtete diskrete, d.h. von unterschiedlichen Personen in diversen Settings anwendbare Methode zur Realisierung von Patientenorientierung und Patientenpartizipation sowie Ergebnisorientierung in komplexen und hochgradig arbeitsteiligen Sozial- und Gesundheitssystemen"* (Ewers/Schaeffer 2005, S.08). Obwohl es, wie schon erwähnt, zahlreiche unterschiedliche Definitionen zum CM gibt, ist interessanterweise festzustellen, dass über bestimmte Qualitätsmerkmale und Grundsätze des CM Einigkeit besteht. Dazu gehören die Arbeitsschritte (der CM-Regelkreis), die Handlungsdimensionen, Ergebnisorientierung und der doppelte Fokus (Ewers 2005, S.72ff; Ewers 2011, S.81ff, 97ff). In den folgenden Kapiteln wird genauer darauf eingegangen.

5.2 Leitprinzipien und Zielsetzungen des Case Managements

Das Proprium, der methodische Wesenskern des CM, zielt auf ein „continuum of care", einer kontinuierlichen und integrierten Versorgung, welche zeitliche (longitudinal Dimension) und räumliche Dimensionen (crossrational Dimension) überwindet (Ewers 2011, S.97). Die Longitudinal Dimension („over the time") beschreibt die Ausrichtung der Versorgungsleistungen. Diese sollen über die gesamte Länge des Krankheitsverlaufs verbunden und zu tragfähigen Versorgungsketten koordiniert werden. Das Versorgungshandeln soll dabei flexibel dem Versorgungsbedarf vorausschauend gerecht werden. Dieses setzt voraus, dass die einzelnen Akteure gut mit einander kooperieren, präventive Leistungsfähigkeiten aufgegriffen und eventuell auftretenden Krisen im Voraus begegnet werden kann („stay one step ahead of any potential crisis"). Sie soll ein auf Versorgungskontinuität aufgebautes Hilfeangebot verwirklichen (Ewers 2011, S.98). Die Crossrational Dimension („across services") beschreibt die räumliche Dimension. Diese beinhaltet, dass „(…) quer zu der desintegrierten und segmentierten Struktur des Versorgungsgeschehens" (Ewers 2011, S.98) ein individuelles, ganzheitliches, effektives und effizientes Versorgungs- und Leistungspaket („package of care") zusammengestellt wird. Dabei überwindet das CM die Schnittstelle zwischen verschiedenen Versorgungsbereichen. Spezifisch für das CM ist auch der doppelte Fokus („dual –focus"). Dieses bedeutet, dass ein Case Manager zum einen sorgfältig die individuellen Bedarfs- und Problemlage des Patienten sowie auch zum anderen den gezielten und schonenden Einsatz materieller und immaterieller Ressourcen zu beachten hat. Dieses wird auch als „Case-Management-Dilemma" betitelt (Ewers 2011 S.43). Letztlich sind die Endergebnisse der arbeitsteilig angelegten Versorgungsprozesse für CM von großer Bedeutung. CM versucht, die unterschiedlichen Akteure auf gemeinschaftlich angestrebte Ergebnisse zu verpflichten, steuert und koordiniert dieses mit dem Ziel, eine Ergebnisorientierung auf unterschiedlichen Ebenen (System-, Mitarbeiter-, Patientenebene) zu erhöhen (Ewers 2011, S.107).

Zusammenfassend lassen sich folgende Zielsetzungen des CM festhalten:

✓ Erstellung eines individuellen Versorgungs- und Leistungspakets („package of care")

✓ Aufbau und Koordination eines Netzwerks und Koordination (langfristig und organisationsübergreifend)

✓ Optimierung sowie Organisation von Versorgungsabläufen (effektiver und effizienter)

✓ Förderung der Patientenorientierung, Kundenzufriedenheit und Lebensqualität

✓ Förderung des ökonomischen Handelns, unter Beachtung der Qualitätssicherung

✓ Evaluation (ökonomisch, pflegerisch) gegenüber den professionellen Akteuren sowie dem Patienten

---

Den CM Zielen folgend, könnte bei dem vorliegenden Fallbeispiel CM als Methode eingesetzt werden, indem ein Case Manager für Herrn M. einen bedarfsgerechten und zielorientierten Versorgungsplan („package of care') erstellt. Dazu gehört die Beschaffung, Kontrolle und Steuerung von Zugängen zu Versorgungs- bzw. Gesundheitsleistungen für Herrn M.. Geeignete Akteure (Facharzt, Schmerztherapeut,

Physiotherapeut etc.) werden dazu vermittelt, beauftragt, koordiniert, überwacht und evaluiert mit dem Ziel einer möglichst effektiven und effizienten Versorgung. Vorrausetzung für die Erstellung eines individuellen Versorgungsplans ist die Entwicklung eines Fallverständnisses für Herrn M. Da die Methode des CM auf den Einzelfall ausgerichtet ist, ist das individuelle „Fallverstehen" von besonderer Bedeutung für einen Case Manager. *„Unter einem Fall wird (hier) ein Gebilde mit eigener Bildungsgeschichte bzw. eigener Geschichte der Individuierung sowie mit definierbaren, sowohl bei den Akteuren innerhalb wie außerhalb des Falles mental und handelnd erzeugten, objektivierten Grenzen verstanden"* (Hildenbrand 2011, S.23). Mit der Berücksichtigung von Herrn Meiers persönlichen Bedürfnissen, seiner sozialen sowie gesundheitlichen Lebensgeschichte und der Betrachtung des Versorgungsbedarfs („dual-focus") ist es möglich, mit der Methode des CM ein langfristiges („over the time"), Organisations - und Professions- übergreifendes („across services") Netzwerk für ihn zu knüpfen.

5.3 Kernfunktionen im Case Management

Dem Case Manager ist es möglich verschiedene Funktionen während der Versorgungsplanung und –begleitung einzunehmen. Die unterschiedlichen Funktionen durchmischen sich meist und akzentuieren sich je nach dem Gebiet, in welchem sie Anwendung finden. Dieses richtet sich nach dem individuellen Bedarf und den aktuellen Problemlagen des Patienten. In allen Funktionen sind Aspekte/Elemente der Beratung und Aufklärung enthalten. Um diesem gerecht zu werden, muss der Case Manager über eine solide Grundlage vielfältiger evidenzbasierter Informationen verfügen. Auch im Fallbeispiel von Herrn M. lassen sich die drei Kernfunktionen finden.

5.3.1 Advocacy-anwaltschaftliche Funktion

In dieser Rolle hat der Case Manager die Aufgabe die Interessen der Patienten, welche auf Grund ihrer komplexen Lebenssituation nicht in der Lage sind ihre Bedürfnisse geltend zu machen oder aber sich Zugang zu verschaffen, anwaltschaftlich zu vertreten. Die Ziele sind ein „package of care", ein individuelles Servicepaket welches den Bedürfnissen des Patienten sowie dessen Bedarf an Versorgungsleistungen gerecht wird, zusammen zu stellen, der Abbau von Zugangsbarrieren und die Förderung von Partizipation (Ewers 2011, S.35 ff; Ewers 2005, S.58ff, S.76). Im Fallbeispiel könnte der Case Manager durch den Einsatz des gesteuerten Empowerments erreichen, dass Herr M. für sich individuelle Bewältigungsstrategien und Ressourcen findet, um trotz seiner diversen Krankheiten eine hohe Lebensqualität zu erreichen. Unter anderem könnte durch ein

Aufklärungsgespräch der behandelnden Ärzte über seine Krankheiten und Behandlungsmöglichkeiten sowie Auswirkungen der Therapien und Wechselwirkungen bei Herrn M. zu einem besseren Krankheitsverständnis führen. Ebenso könnten aber auch Angebote zur Gesundheitsförderung (z.B. Ernährungsberatung, Reha Sport, etc.) für Herrn M. erschlossen werden.

5.3.2 Broker-vermittelnde Funktion

In dieser Rolle fungiert der Case Manager als neutraler, beratender Vermittler zwischen dem Patienten und den diversen Intuitionen und Organisationen des Gesundheitssystems, nachdem er zuvor den individuellen Bedarf erhoben hat. Der Patient verfügt hier über Konsumentensouveränität, d.h. er kann selber entscheiden welche Leistungen er in Anspruch nimmt (ebd.). Diesbezüglich könnte bei Herrn M. die Zusammenarbeit zwischen Hausarzt, diversen Fachärzten (z.B. Diabetologe Phlebologe), dem Pflegedienst, der Ehefrau und der Familie vermittelt und koordiniert werden. Nach der Entlassung aus dem Krankenhaus müsste der Versorgungsplan aktualisiert und weitere benötigte Versorgungsleistungen mit aufgenommen werden. Der Case Manager würde Herrn M. aktiv bei der Erstellung des Versorgungsplanes beteiligen und seine Wünsche berücksichtigen mit dem Ziel einer guten Patientenorientierung und einer gesicherten Qualität der Versorgungsleistungen.

5.3.3 Gate Keeper-selektierend Funktion

In dieser Funktion selektiert der Case Manager den Zugang zu Versorgungsleistungen mit Hilfe geeigneter Assessment Instrumente. Hierbei soll er die „*vorhandenen Ressourcen möglichst effizient und zielgerichtet zur individuellen Bedarfsdeckung einsetzen"*(Ewers 2011, S.76). Bei Herrn M. würde diesbezüglich der Case Manager prüfen, ob sich ein Anspruch auf bestimmte Leistungen (z.B. diverse Hilfsmittel, Befreiungen für Zuzahlungen bei Hilfsmitteln, evtl. eine Pflegestufe, Zuschüsse vom Sozialamt für den Treppenlift) ergibt und diesbezüglich Herrn M. beraten.

5.4 Methodik des Case Managements - Der Regelkreis

Das methodische Vorgehen beim Case Management basiert auf dem Case-Management-Regelkreis, diesem werden meistens fünf, maximal acht, logisch aufeinander folgende Arbeitsschritte zugewiesen. Er hat einen zyklischen Charakter, läuft in der Regel über einen längeren Zeitraum, ist organisations- und professionsübergreifend angelegt und orientiert sich an einem definierten Ziel (Ewers 2011, S.81ff). Beispielhaft soll der Regelkreislauf anhand des Fallbeispiels von Herrn M. dargestellt werden. Als sinnvollster Ansatzpunkt für den Einsatz von CM scheint in seinem Fall die Aufnahme in ein Entlassungsmanagement, welches von seinem letzten Krankenhausaufenthalt ausgeht, zu sein.

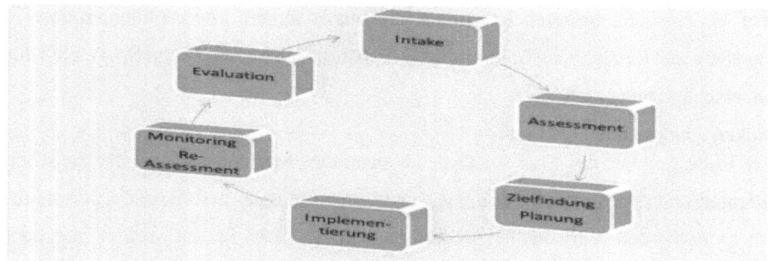

Abb.2 Der Case-Management- Regelkreis (eigene Darstellung)

5.4.1 Der Intake – Identifikation der Patienten

Dieser Arbeitsschritt identifiziert Patienten, welche besondere medizinisch-pflegerische Leistungen benötigen und somit einen besonderen Gewinn vom CM haben. Im Krankenhausbereich sind dies u.a. chronisch kranke, multi-morbide oder alte Patienten, bei welchen die Gefahr des Drehtüreffekts besteht oder nach der Entlassung fehlende soziale und finanzielle Unterstützung besteht. Die Aufnahmekriterien für das CM werden zuvor festgelegt. Der Case Manager prüft die individuellen Zugangsvoraussetzungen bei neu aufgenommenen Patienten. Dieses kann im Rahmen eines Screenings stattfinden (ebd.).

Bei Herrn M. könnten die Intake Kriterien wie folgt aussehen:

Allgemeine Aufnahmekriterien	Herr M.
Alter ≥ 65	✓ 75 Jahre
Diagnose eines Diabetes mellitus mit einem diabetischen Fußsyndrom, einer peripherer arterio-venösen Verschlusskrankheit oder eines Ulcus cruris	✓ Diabetes mellitus ✓ Ulcus cruris
Mobilitätseinschränkungen	✓ nur schmerzlimitiert mobilisierbar ✓ meist im Bett liegend, oder auf einem Sessel sitzend ✓ benötigt Toilettenstuhl ✓ benötigt Rollator
Pflege- oder Unterstützungsbedarf	✓ Insulingaben 2 x täglich ✓ Verbandswechsel 1 x täglich ✓ Hilfestellungen bei der Selbstpflege
Wiederaufnahme in ein Krankenhaus innerhalb von 30 Tagen	Aktuell nicht vorgekommen, aber die Gefahr besteht
Mangelnde Compliance	✓ durch fehlendes Krankheitsverständnis vorhanden
Psychisches Befinden	✓ depressive Episode
Soziale Problemlagen	✓ soziale Isolation durch Umzug und Immobilität

5.4.2   Das Assessment

Konnten Patienten durch das Intake identifiziert werden und sind diese einverstanden mit der Aufnahme in das Case Management Programm, folgt das Assessment. Das Assessment ist eine systematische Bedarfs- und Bedürfniserhebung. Dieses wird mit Hilfe von (teil-) standardisierten Instrumenten, Interviews und Dokumentenanalysen ermittelt. Das Ziel ist, die aktuelle Situation des Patienten mit all seinen objektven Problem- und individuellen Bedarfslagen, deren Prognose sowie auch erschließbaren und vorhandenen Ressourcen umfassend festzuhalten. Im stationären Bereich arbeitet der Case Manager eng mit allen beteiligten Akteuren (z.B. Ärzten, Pflegern, etc.) zusammen, damit das Assessment möglichst vollständig und ganzheitlich erhoben werden kann (Ewers 2011, S.81ff).

5.4.3   Zielfindung und Erstellung eines Versorgungsplans

Auf der Basis des Assessment werden nun kurz-, mittel- und langfristige Versorgungsziele formuliert und ein individueller patientenbezogener Versorgungsplan erarbeitet und dokumentiert. Dabei ist es wichtig, dass die gesetzten Ziele realisierbar und überprüfbar sind, präventive und rehabilitative Aspekte berücksichtigt und der Patient und sein soziales Umfeld durchgängig mit einbezogen werden. Der Versorgungsplan ist von allen eingebundenen Berufsgruppen sowie dem Patienten jederzeit einsehbar und wird regelmäßig aktualisiert. Der Patient und seine Angehörigen müssen bereit sein, den Versorgungsplan umzusetzen und den festgehaltenen Zielen und Maßnahmen zustimmen (ebd.). Im Fallbeispiel könnte der Case Manager mit Herrn M. zusammen folgende Ziele festlegen:

Langfristige Ziele:
- ✓ Herr M. ist selbständig mobil und nimmt aktiv am sozialen Leben teil
- ✓ Herr M. ist vollkommen schmerzfrei
- ✓ Das Ulcus cruris ist abgeheilt
- ✓ Der Diabetes mellitus bleibt gut eingestellt

Mittelfristige Ziele:
- ✓ Herr M. ist mit dem Rollator selbstständig mobil
- ✓ Herr M. kann Treppen steigen
- ✓ Herr M. ist weitgehend schmerzfrei
- ✓ Herr M. kann alleine der Selbstpflege nachkommen
- ✓ Herr M. nimmt am sozialen Leben teil
- ✓ Herr M. ist über seine Krankheiten aufgeklärt und entwickelt ein Krankheitsverständnis
- ✓ Verbesserung der Wundzustände des Ulcus cruris
- ✓ Herr M. erlangt psychische Stabilität

Kurzfristige Ziele:
- ✓ Herr M. kann durch die gesicherte Versorgung im häuslichen Umfeld leben
- ✓ Sicherstellung des professionellen Verbandwechsels
- ✓ Sicherstellung der Insulingaben

5.4.4   Die Implementierung des Versorgungsplans

Der Case Manager sorgt für die fristgerechte Umsetzung und Implementierung des Versorgungsplans. Bei Herrn M. beginnt dieser bereits während des Krankenhausaufenthaltes. Passende Leistungsanbieter werden Herrn M. vorgeschlagen, vermittelt und werden nun vom Case Manager, welcher als Verbindungsglied dient, koordiniert (Ewers 2011, S.81ff).

5.4.5   Das Monitoring und Re- Assessment

In diesem Arbeitsschritt überwacht der Case Manager die Einhaltung des Versorgungsplans und berücksichtigt Veränderungen der Versorgungsbedürfnisse des Patienten, hier des Herrn M. Der Versorgungsplan wird jeder neuen Situation zeitnah angepasst. Die organisierten Versorgungsleistungen werden so immer auf ihre Effektivität und Effizienz sowie Angemessenheit überprüft (Ewers 2011, S.81ff.). Würde der Case Manager feststellen, dass geplante Maßnahmen zu einem unerwünschten Ergebnis führen, oder Komplikationen auftreten bzw. Herr M. mit den ausgewählten Leistungsanbietern unzufrieden wäre, stände ein Re- Assessment an und der Versorgungsplan würde korrigiert. Ansonsten hat der Case Manager durch die Festlegung der kurzfristigen, mittelfristigen und langfristigen Ziele im Voraus ein Re-Assessment eingeplant, welches er bei Erreichen eines Zieles durchführen würde. Bei Herrn M. könnte der Case Manager sich z.B. durch wöchentliche Telefonate und einem monatlichen Hausbesuch persönlich über den Verlauf informieren. An dieser Phase des Case Management Regelkreises verdeutlicht sich auch der doppelte Focus, denn der Case Manager überwacht sowohl die Qualität der Leistungen, sowie auch die Ressourcenschonung.

5.4.6   Die Evaluation des Versorgungsplans

Die Evaluation dient der Ziel- und der Ergebnisbeurteilung und wird nach dem Beenden des Prozesses durchgeführt. Erreichte Versorgungsergebnisse von Herrn M. können auf der individuellen und der systemischen Ebene bewertet werden. Qualität und Zufriedenheit werden überprüft und der weitere Verlauf besprochen. Ebenso dient die Evaluation auch der Rechenschaftslegung und der Überprüfung der Kosteneffektivität (Ewers 2011, S.81ff).

6. Zusammenarbeit im Netzwerk

Für die erfolgreiche Umsetzung des CM- Versorgungsplans ist die Zusammenarbeit in den Netzwerken von großer Bedeutung. Dabei wird unter einer Vernetzung „(...) *die Herausbildung, Aufrechterhaltung und Unterstützung einer Struktur, welche die Förderung von kooperativen Arrangements unterschiedlicher Personen oder Institutionen zum Inhalt hat*" (Bücker/Emmert 2011, S.24) verstanden. Das Fundament der Vernetzung formt das Netzwerk. Aufgaben des Case Managers, mit dem Ziel einer sektor- und professionsübergreifenden Zusammenarbeit, sind der Aufbau, das Schnittstellen-management zwischen dem persönlichen Netzwerk und dem professionellem Hilfesystem, die Überwachung der Qualität der erbrachten Leistungen und die Sicherstellung des Informationsflusses. Er sorgt dafür, dass allen das gemeinsame Ziel der integrierten Zusammenarbeit bekannt ist, Transparenz bezüglich der jeweiligen Einzelleistungen herrscht sowie Zuständigkeiten und Kompetenzen geklärt und allen bekannt sind. Im Fallbeispiel bilden Frau M., seine Tochter, der Schwiegersohn sowie die Enkel das persönliche Netzwerk von Herrn M. Dieses Netzwerk kann nicht alle Versorgungsbedürfnisse von Herrn M. auffangen und somit werden auch professionelle und ehrenamtliche Helfer vom Case Manager mit eingeplant (Bücker/Emmert 2011, S.20ff, Neuffer 2009, S. 9; S. 178ff).

7. Entwicklung eines Versorgungsplanes für Herrn M.

Unter Einhaltung des Case Management Regelkreises würde der Case Manager in der Assessment Phase Informationen über den Bedarf und die Bedürfnisse von Herrn M. sammeln. In Zusammenarbeit mit Herrn M. würde er verschiedene Ziele definieren, die es gemeinsam zu erreichen gilt. An den gesetzten Zielen orientieren sich die geeigneten Maßnahmen und sie bilden somit bis zum Re-Assessment die Basis des Versorgungsplanes. Folgendermaßen könnte der Versorgungsplan von Herrn M. aussehen:

Case Management Versorgungsplan	
Aktenzeichen CM-032011	
Datum der Erstellung 01.04.2011	**Beginn der Versorgung** 25.04.2011

Name	Vorname	Geburtsdatum

PLZ, Wohnort

Geschlecht
O w   O m

Case Manager(in)

Email :

Diagnosen	*Diabetes mellitus Typ II; chronisch venöse Insuffizienz (CVI), Ulcus cruris, Adipositas per magna*

Informationen für die Helfenden	
verwendete Hilfsmittel	*Rollator, Badewannenstuhl, Toilettenstuhl*
Kommunikation/Kontakt	*bitte auf medizinische Fachausdrücke verzichten*
Besonderes	*Neu zugezogen, es bestehen noch keine medizinischen Versorgungsstrukturen*
Einschränkungen	*seit März Mobilitätseinschränkungen*

Vereinbarte Ziele	
Langfristig (4-6Monate)	Herr M. ist selbständig mobil, schmerzfrei und nimmt aktiv am sozialen Leben teil; Das Ulcus cruris ist abgeheilt, der Diabetes mellitus bleibt gut eingestellt; psychische Stabilität bleibt erhalten
Mittelfristig (4 Wochen - 2 Monate)	Herr M. kann mit dem Rollator selbstständig mobil sein, er kann Treppen steigen und ist weitgehend schmerzfrei. Die Wundzustände des Ulcus cruris haben sich verbessert; er kann alleine der Selbstpflege nachkommen; nimmt am sozialen Leben teil; ist über seine Krankheiten aufgeklärt und entwickelt ein Krankheitsverständnis, erlangt psychische Stabilität; eine medizinische Versorgungsstruktur ist aufgebaut
Kurzfristig (1 Woche)	Herr M. kann durch die gesicherte Versorgung im häuslichen Umfeld leben; der professionelle Verbandwechsel und die Insulingaben sind sichergestellt

Bereich	Assessmentergebnisse Risiken und Hilfebedarf	Vereinbarte Maßnahmen	Erwartete Ergebnisse Ziele
Medizinische Versorgungs-strukturen	Herr M. hat sich nach dem Umzug nur einen neuen Hausarzt „gesucht". Er benötigt zusätzlich zu diesem die Anbindung bei einem a) Phlebologen b) Diabetologen c) Schmerztherapeuten	Gemeinsame Suche nach geeigneten Ärzten und Terminvereinbarung zur a) Erstellung des aktuellen Gefäßstatus und b) Überprüfung der Einstellung des Diabetes, Bestimmung des Hba1c-Wertes und c) zur Schmerztherapie ✓ Terminvereinbarung ist schon erfolgt a) am 13.05.2011, b) am 25.05.2011 und die Weiterleitung der Untersuchungsergebnisse an den Hausarzt besprochen c) wird an der Krankenhaus eigenen Schmerzambulanz angebunden noch im Klinikaufenthalt	Herr M. wird bezogen auf seine Krankheiten von Fachärzten betreut und überwacht. a) +b) Verschlechterungen können damit schneller erkannt werden Folge-erkrankungen und Komplikationen ggf. verhindert. c) Herr M. wird in Anlehnung an das WHO-Stufenschema medikamentös so eingestellt, dass er weitgehend schmerzfrei ist.
CVI, Ulcus cruris	Herr M. ist nicht in der Lage seinen Verbands-wechsel professionell durchzuführen, er benötigt Hilfe von einem Pflegedienst.	Geschulte Pflegekräfte ver-sorgen das Ulcus cruris mit phasengerechten Verbandstof-fen und führen eine Wundo-kumentation durch. ✓ startet ab Entlassung ✓ Wundverbandsmittel stehen durch den Hausarzt bereit, Rezeptanforderung und Abholung der Verbandsmittel ist organisiert	Die Exsudatmenge nimmt ab, der Ulcus cruris heilt ab
	Herr M. benötigt eine Kompressionstherapie, kann diese aber nicht eigenständig durchführen.	Geschulte Pflegekräfte legen die Kompressionsverbände an bzw. helfen beim Anziehen der Kompressionsstrümpfe ebenso führen sie eine syste-matische Patientenschulung durch zum Thema CVI, an welcher auch Frau M. teilnimmt: ✓ startet ab Entlassung ✓ Material ist organi-siert	Verbesserte Wundheilungszu-stände durch effektive Ent-stauung; Herr M. entwickelt ein Krankheitsverständnis für die CVI und versteht Kompression als Kausaltherapie und den Zusammenhang zwischen Bewegung/ Kompression/ Muskelpumpe
Mobilität/ Schmerzen	Herr M. hat starke Schmerzen in den Beinen, welche von der CVI und den Ulcus cruris verursacht werden. Die Schmerzen hindern ihn am durchschlafen in der Nacht.	Geschultes Pflegepersonal der Schmerzambulanz zeigt ihm noch im Krankenhaus Strate-gien und Verhaltensmaßnah-men zur Schmerzlinderung auf. ✓ Erledigt	Herr M. entwickelt eigene Strategien zur Schmerzlinde-rung (z.B. Hochlagerung der Beine). Die Schmerzen lassen-nach und kann wieder erholt schlafen.
	Aufgrund starker Schmerzen ist er in der Mobilität eingeschränkt, wodurch er sturzgefährdet ist.	Ein Rollator, Badewannen-und Toilettenstuhl werden vom Case Manager bestellt und werden vom Sanitätshaus am Entlassungstag geliefert. ✓ Erledigt	Benötigte Hilfsmittel stehen direkt nach der Entlassung zur Verfügung ; das Sturzrisiko ist gesenkt.

		Ein Physiotherapeut wird hinzugezogen. Dieser überprüft die Wohnungsumgebung und ggf. werden Anpassungen vorgenommen (Installation von Griffen im Badezimmer, Handläufen im Flur). ✓ Termin mit Ehefrau für den 17.04.2011 vereinbart.	
		Der Physiotherapeut übt 2x wöchentlich mit Herrn M. das Laufen am Rollator und das Steigen von Treppen. Frau M. wird von Physiotherapeuten eingewiesen und übt ebenfalls mit ihren Mann. ✓ startet ab Entlassung	Die Mobilisation von Herrn M. verbessert sich; größtmögliche Mobilität wird hergestellt, Selbstständigkeit wiederhergestellt
		Der Physiotherapeut aktiviert bei Herrn M. 2x wöchentlich die Sprunggelenksmuskelpumpe und schult Herrn M. in fußgymnastischen Übungen. ✓ startet ab Entlassung	Aktivierung der Muskelpumpe zur besseren Entstauung, Minderung der Schmerzen und besseren Abheilung des Ulcus cruris.
Psychische Verfassung	Herr M. ist in einer reaktiven depressiven Phase. Die ständigen Schmerzen und die Schlaflosigkeit und das veränderte Körperbild machen ihm sehr zu schaffen. Er ist hoffnungslos, dass das Bein je wieder verheilt.	Herr M. wird vom Case Manager und Pflegepersonal über die Zusammenhänge aufgeklärt, es soll ihm verdeutlicht werden, dass es sich um eine zeitlich begrenzte Episode handelt, welche er durch sein Verhalten aktiv mitgestalten kann fortlaufend	Herr M. erlangt wieder psychische Ausgeglichenheit und Zuversicht; allgemeines Wohlbefinden gesteigert.
Diabetes/ Adipositas	Herr M. leidet an Diabetes und könnte aufgrund dessen Folgeerkrankungen entwickeln.	Examinierte Pflegekräfte führen eine systematische Patientenschulung zum Diabetes durch. ✓ startet ab Entlassung	Herr M. entwickelt ein Krankheitsverständnis für den Diabetes und ist in der Lage, präventiv Folgeerkrankungen zu vermeiden
	Er benötigt regelmäßige Insulingaben und Unterstützung bei der Verabreichung der Spritzen.	Examinierte Pflegekräfte verabreichen 2x täglich Insulin. ✓ Entlassungstermin mit Pflegedienst besprochen, startet ab Entlassung	Der Diabetes von Herrn M. bleibt stabil, Folgekrankheiten vermieden.
	Herr M. ist adipös, erkennt keinen Sinn in der Einhaltung der diabetischen Diät und ist sich der Konsequenzen nicht bewusst.	Eine Ernährungsberaterin wird hinzugezogen und schult ihn, seine Frau und Tochter ✓ Termin vereinbart für den 02.05.2011	Herr M. nimmt ab und versteht den Sinn der Ernährungsänderung und wenn möglich Bewegung; Die Folgeerkrankungen von Adipositas sowie Diabetes werden vermieden.
	Herr M. ist durch die Beinödeme ist nicht in der Lage seine normalen Schuhe anzuziehen.	Ein orthopädischer Schuhmacher wird beauftragt noch während des Krankenhausaufenthalt Maß zu nehmen ✓ hat schon stattgefunden	Erhält maßgefertigte spezielle Diabetiker Schuhe.

	Herr M. und seine Frau sind unsicher in der Fuß- und Nagelpflege.	Eine spezielle Fußpflege wird hinzugezogen ✓ erster Termin fand schon im Krankenhaus statt; von nun an monatlich zuhause	Sicherstellung der Nagel- und Fußpflege, Komplikationen werden vermieden
Soziale Kontakte	Herr M. hat nach dem Umzug noch keinerlei soziale Kontakte geknüpft und kann auf kein soziales Netz außerhalb seiner der Familie zurückgreifen. Auf Grund seiner Einschränkungen droht er, sozial isoliert zu werden. Es besteht ein Bedarf an sozialer Einbindung	Ein ehrenamtlicher Helfer kommt einmal die Woche vorbei, spielt mit ihm Schach. ✓ Kontakt hergestellt, kann starten ab Entlassung Der Johanniter Fahrdienst bringt ihn einmal monatlich ins Kolping Gemeindezentrum zum Schachnachmittag. ✓ Kontakt hergestellt, nimmt am 15.05.2011 das erste Mal teil	Herr M. knüpft einen sozia-len Kontakt. Soziale Isolation wird vermieden; psychische Stabilität wird wieder erlangt.
Zuzahlungen	Herr M. hat hohe Zuzahlungen für seine Therapien/Hilfsmittel, die seine 1% Belastungsgrenze als chronisch Kranker überschreiten.	Mit Hilfe des Case Managers wird ein Zuzahlungsbefrei-ungsantrag gestellt. ✓ erledigt	Herr M. wird finanziell entlastet.
Leistungen der Familie (familiäre Ressourcen)			
Körperpflege /Ausscheidun gen	Herr M. benötigt Hilfestel-lungen wegen der Mobilitäts-einschränkungen bei seiner Grundpflege und den Toilet-tengängen	Frau M. gibt Herrn M. die benötigten Hilfestellun-gen. ✓ Frau M. besucht einen abendlichen Hauspfle-gekurs ✓ Termine mit ihr be-sprochen, sie startet am 12.04.2011	Die Grundpflege und die Toilettengänge sind gesichert, größte mögliche Selbststän-digkeit bleibt erhalten
Haushaltsfüh rung	Herr M. kann seiner Frau nur noch sehr eingeschränkt bei der Haushaltsführung helfen.	Frau M. und ihre Tochter übernehmen die anstehenden Arbeiten im Haushalt.	Haushaltsführung ist gewähr-leistet.
Soziale Einbindung	Siehe soziale Kontakte oben	Der Schwiegersohn kommt jeden Samstag zur Sportschau in die Wohnung der Eltern. Seine Enkel verbringen einen festen Nachmittag mit ihrem Opa. Wöchentliche Kontakte zu den entfernter wohnenden Söhnen per Telefon.	Herr M. wird zum einen abgelenkt und zum anderen erfährt er, dass er sozial ein-gebunden ist und gebraucht wird. Psychische Stabilität wird wieder erlangt.

Ressourcen
Herr M. nimmt Hilfe und Beratungen an und ist gewillt neue Erkenntnisse umzusetzen um seine Lebensqualität zu verbessern.

Netzwerk (ohne Familie)		
Name	Funktion	Telefonnummer

Ich erkläre mich einverstanden, dass dieser Case Management Versorgungsplan und alle notwendigen Informationen aus den vorangegangenen Assessment im Bedarfsfall an alle in der Versorgung beteiligten Personen und Organisationen weitergeleitet werden darf. Dieses gilt auch für den Fall einer Notfall-versorgung O ja O nein. Falls NEIN angekreuzt wurde bitte angeben, wer von dieser Regelung ausgeschlossen werden soll:_____

Die Übereinstimmung der hier vereinbarten Leistungen mit meinem Bedarf, meinen Wünschen und meiner Situation wird kontinuierlich überprüft und ggf. angepasst. Die erste Überprüfung findet spätestens am 20.05.2011 statt.

Eine Kopie dieses Versorgungsplans wurde mir ausgehändigt am : 05.04.2011

Leistungsnehmer	Case Manager(in)	Abteilungsleitung

8. Zusammenfassende Schlussbetrachtung

Durch das Fallbeispiel von Herrn M. werden die in der Einleitung beschriebenen Probleme und Funktionsdefizite des deutschen Gesundheitssystems veranschaulicht und durch die Analyse im vierten Kapitel die Auswirkungen auf seinen Krankheitsverlauf verdeutlicht. Nach der fiktiven Anwendung der fallorientierten Steuerungsmethode CM auf diesen Einzelfall, mit der konsequenten Einhaltung der Qualitätsmerkmale von CM, sind deutliche Veränderungen auf verschiedenen Ebenen zu erkennen. Auf der System- oder Makroebene optimiert sich die Gesundheitsversorgung bzw. das Versorgungsgeschehens von Herrn M.. Die Versorgung wird wirksamer und wirtschaftlicher gestaltet, einer Unter-, Fehl-, oder Überversorgung vorgebeugt und damit zugleich auch die Qualität seiner Versorgung verbessert und der Drehtüreffekt verhindert. Dieses spart immense Kosten ein. Allerdings kann diese Effizienzsteigerung geschmälert werden, wenn CM eine zusätzliche Angebotsart wird. Daher sollte CM aus ökonomischer Sicht konkret in die bestehende Versorgung integriert werden (z.B. Krankenhaus). Auf der Akteur- oder Mesoebene wirkt CM strukturierend und koordinierend. Durch CM verbessert sich die Kooperation sowie Kommunikation aller beteiligten Akteure, das Versorgungsgeschehen von Herrn M. wird transparenter und Informationsverlusten wird somit entgegengewirkt. Auf der Fall- oder Patientenebene befähigt ihn CM durch Beratung, Aufklärung und Empowerment zu gesundheitserhaltendem und -fördernden Selbstmanagement. Ebenfalls wird durch die Aufklärung eine Transparenz seiner einzelnen Leistungen und Therapien erzeugt, welche zu besserer Compliance führt. So verbessert CM die Lebensqualität von Herrn M. und trägt entscheidend zu seiner Zufriedenheit bei. Zusammenfassend kann somit gefolgert werden, dass das CM, wenn es richtig angewendet wird, zur Überwindung der Probleme des deutschen Gesundheitssystems durchaus effektiv eingesetzt werden kann, wenn es sich um die Behandlung von kostenintensiven chronisch Kranken mit komplexen Versorgungsstrukturen und –organisationen handelt. CM entspricht mit seinen Versorgungsaurrichtungen „over time" und „across services" sowie seiner konsequenten Patienten- und Ergebnisorientierung dem veränderten Bedarf und den Bedürfnissen chronisch Kranker und befähigt diese „auf eigenen Beinen" zu stehen.

In wieweit sich diese positive Effekte durch den Einsatz von CM auch bei anderen Patientengruppen des Gesundheitssystems ausmachen könnten, wäre in einer weiteren Arbeit zu klären.

9. Literatur

Bertelsmann, H. (2011): Einführung in die Gesundheitswissenschaften. 1. Studientext des Weiterbildenden Fernstudiums Angewandte Gesundheitswissenschaften Bielefeld

Bücker, Ch./Emmert, St. (2011): Kooperation, Koordination, Vernetzung. 8. Studientext des Weiterbildenden Fernstudiums Angewandte Gesundheitswissenschaften. Bielefeld

Corbin J./ Strauss A. (2004): Weiterleben lernen. Verlauf und Bewältigung chronischer Krankheit. 2. Auflage. Bern: Hans Huber Verlag

Ewers, M. / Schaeffer, D. (2005): Einleitung Case Management als Innovation im deutschen Sozial- und Gesundheitswesen. In Ewers, Michael-Schaeffer,Doris (Hrsg.): Case Management in Theorie und Praxis. 2. Auflage, Bern: Hans Huber Verlag, 2005, S.7-28.

Ewers, M.(2011): Einführung in das Case Management, 4. Studientext des Weiterbildenden Fernstudiums Angewandte Gesundheitswissenschaften, Bielefeld

Ewers, M./ Schaeffer, D. (2012): Aufgaben der Patientenberatung. In Schaeffer, Doris/ Schmidt-Kaehler, Sebastian (Hrsg.): Lehrbuch Patientenberatung. 2. Auflage, Bern: Hans Huber Verlag, 2012, S. 87-108.

Hildenbrand, B.(2011): Fallverstehen. 6. Studientext des Weiterbildenden Fernstudiums Angewandte Gesundheitswissenschaften, Bielefeld

Neuffer, M.(2009): Case Management. Soziale Arbeit mit Einzelnen und Familien. Weinheim und München: Juventa Verlag

Sambale, M. (2005): Empowerment statt Krankenversorgung. Stärkung der Prävention und des Case Management im Strukturwandel des Gesundheitswesens. Hannover: Schlütersche Verlagsgesellschaft

Schaeffer, D. (2009): Bewältigung chronischer Krankheit im Lebenslauf- Einleitung. In Schäfer, Doris. (Hrsg.):Bewältigung chronischer Krankheit im Lebenslauf. Bern: Hans Huber Verlag, S.7 –S. 11.

Schaeffer, D./ Schmidt-Kaehler (2012): Vorwort. In: Schaeffer, Doris/ Schmidt-Kaehler, Sebastian (Hrsg.): Lehrbuch Patientenberatung. 2. Auflage, Bern: Hans Huber Verlag, 2012, S.7-9.

SVR-Sachverständigenrat für die Konzertierte Aktion im Gesundheitswesen (1994):
Gesundheitsversorgung und Krankenversicherung 2000. Sachstandsbericht1994.
Baden.Baden: Nomos

SVR-Sachverständigenrat für die Konzertierte Aktion im Gesundheitswesen (2002):
Bedarfsgerechtigkeit und Wirtschaftlichkeit. Band III: Über-, Unter-und Fehlversorgung.
Gutachten 2000/2001. Baden Baden: Nomos.

SVR-Sachverständigenrat für die konzentrierte Aktion im Gesundheitswesen (2003):
Finanzierung, Nutzenorientierung und Qualität. Band I: Finanzierung und
Nutzerorientierung. Gutachten 2003.Baden.Baden: Nomos

**SVR-Sachverständigenrat zur Begutachtung der Entwicklung im Gesundheitswesen
(2008):** Kooperation und Verantwortung. Voraussetzungen einer zielorientierten
Gesundheitsversorgung.Gutachten2007. Baden Baden: Nomos

v.Reinitz, Ch. (2009): Case Management: praktisch und effizient. Heidelberg: Springer
Verlag

Weidner, F. (2004): Vorwort. In: Deutsches Institut für angewandte Pflegeforschung e.V.
(Hg.): Überleitung und Case Management in der Pflege. Hannover: Schlütersche
Verlagsgesellschaft, 2008 S.9-10.

10. Abbildungsverzeichnis

11. Abkürzungsverzeichnis

Abb.   Abbildung

DRG   Diagnosis Related Groups

etc.   et cetera   und so weiter

SGB   Sozialgesetzbuch

CM   Case Management

SVR   Sachverständigenrat

Ebd.   Ebend derselben

12.Glossar

Kompressionverband	spezieller Verband der Beine um die die oberflächlichen Venen zu komprimieren. Damit soll der der Rückfluss des Blutes verbessert und eine Lymphansammlung vermieden werden
Kompressionstrümpfe	Strümpfe, welche wie ein Kompressionsverband wirken
Sepsis- Blutvergiftung	lebensbedrohliche Allgemeininfektion
Immobilität	Einschränkung der Mobilität
Exudat	Wundwasser
Ulcus cruris	offene, nässende Wunde des Unterschenkel
Insulin	Medikament zur Senkung des Blutzuckers
Krankenanamnese	Erhebung der Krankengeschichte
Adipositas per magna	Fettleibigkeit
Chronische venöse Insuffizienz	auch CVI, chronische krankhafte Störung des venösen Abflusses
Diabetes Mellitus Typ II	erworbene Zuckerkrankheit
Marcumar	Medikament zur Blutverdünnung
WHO	Weltgesundheitsorganisation
Empowerment	Konzept/ Methode um Menschen zu befähigen ihr Leben selbst zu gestalten

BEI GRIN MACHT SICH IHR WISSEN BEZAHLT

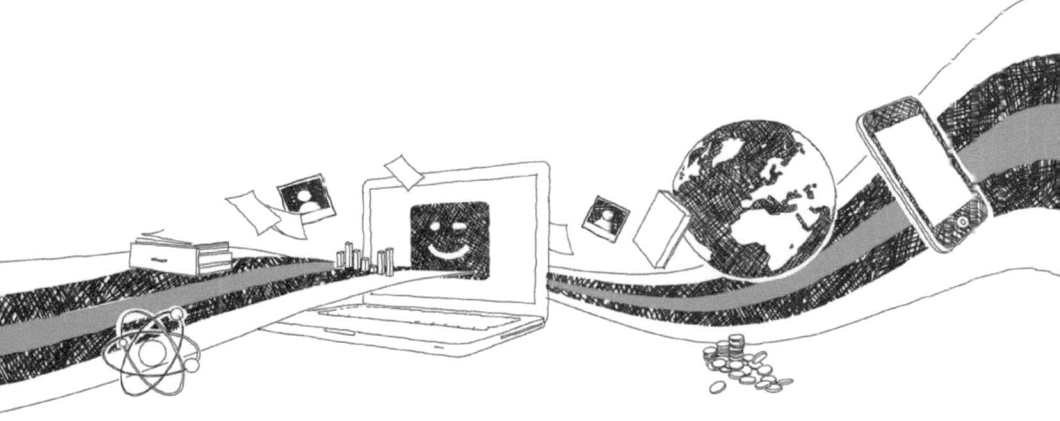

- Wir veröffentlichen Ihre Hausarbeit,
  Bachelor- und Masterarbeit

- Ihr eigenes eBook und Buch -
  weltweit in allen wichtigen Shops

- Verdienen Sie an jedem Verkauf

Jetzt bei www.GRIN.com hochladen und kostenlos publizieren

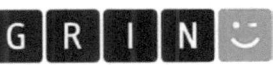